I0075398

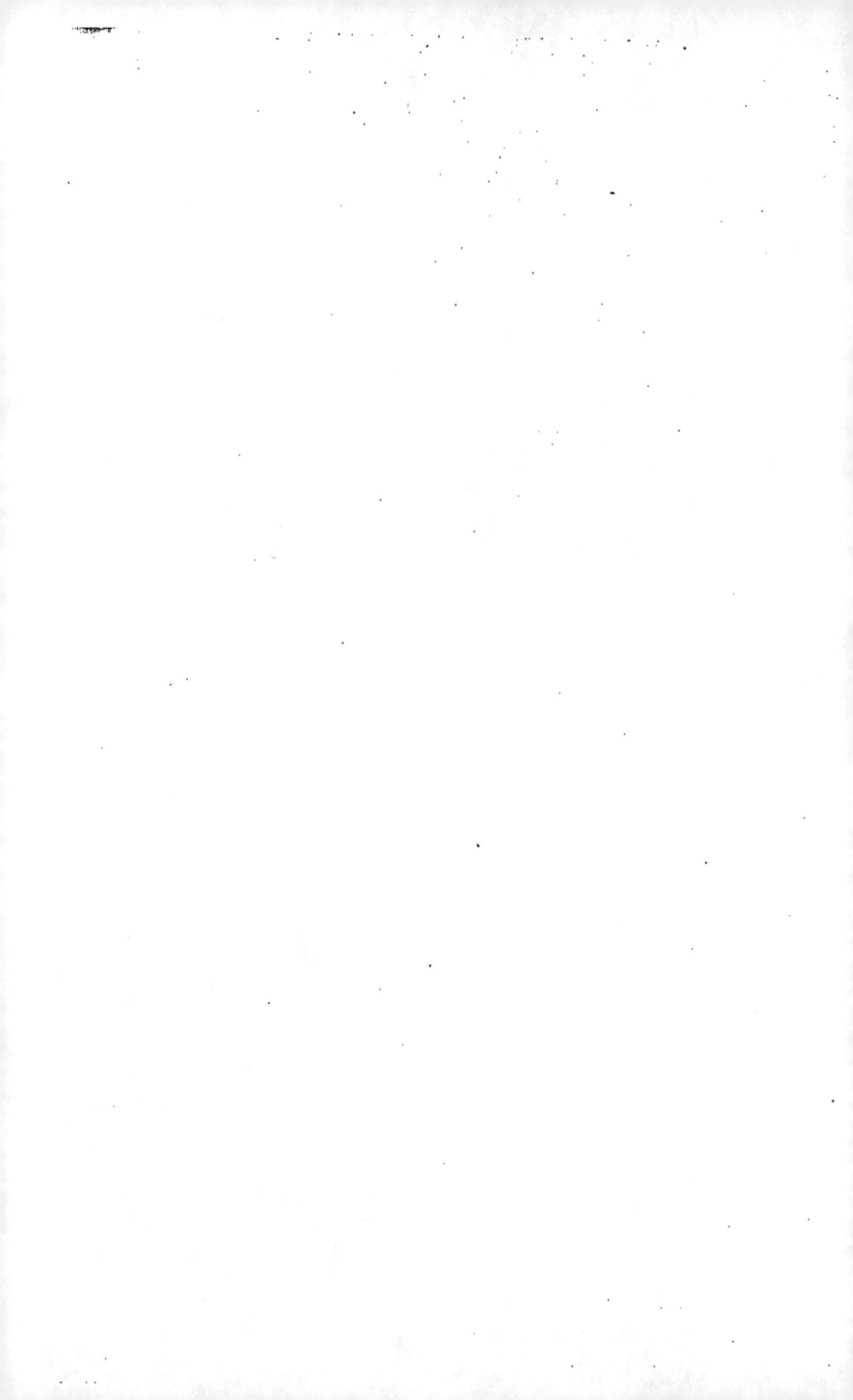

DÉPÔT LÉGAL
16

LE
CLIMAT DE NICE

(RÉPONSE A SES DÉTRACTEURS)

PAR LE

Docteur M. ODIN

MÉDECIN A NICE

ANCIEN MÉDECIN MILITAIRE (1866-1872)
CHEVALIER DE LA LÉGION D'HONNEUR
MEMBRE DE LA SOCIÉTÉ DE MÉDECINE DE NICE
CORRESPONDANT DE LA SOCIÉTÉ DE MÉDECINE
PRATIQUE DE PARIS

« Quia credidi sic locutus sum. »

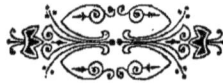

NICE

IMPRIMERIE V.-EUG. GAUTHIER ET C°
27, Avenue de la Gare, 27.

—

1887

T 165
32 (5)

MER MÉDITERRANÉE

BAIE DES ANGES

NICE

MONACO

Tête de Chien

Rade de Villefranche

Mt Orne

Mt Chauve

Mt Férion

Mt Bezaudun

Mt Gros

Mt Vinaigrier

Le Var

Magnan

Château

Mt Baron

Bouyon

Bezaudun

Cagnes

Cannes

Bendejun

Coaraze

Mt Champ de l'Aile

St Hélène

St Philippe

P.L.M.

Le Var

La Turbie

LE
CLIMAT DE NICE

(RÉPONSE A SES DÉTRACTEURS)

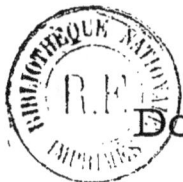

PAR LE

DOCTEUR M. ODIN

MÉDECIN A NICE

ANCIEN MÉDECIN MILITAIRE (1866-1872)
CHEVALIER DE LA LÉGION D'HONNEUR
MEMBRE DE LA SOCIÉTÉ DE MÉDECINE DE NICE
CORRESPONDANT DE LA SOCIÉTÉ DE MÉDECINE
PRATIQUE DE PARIS

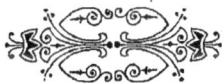

BIBLIOTHÈQUE NATIONALE R.F. IMPRIMÉS

NICE

IMPRIMERIE V.-EUG. GAUTHIER ET Cᵒ

27, Avenue de la Gare, 27.

—

1887

165
Te 32 (5)

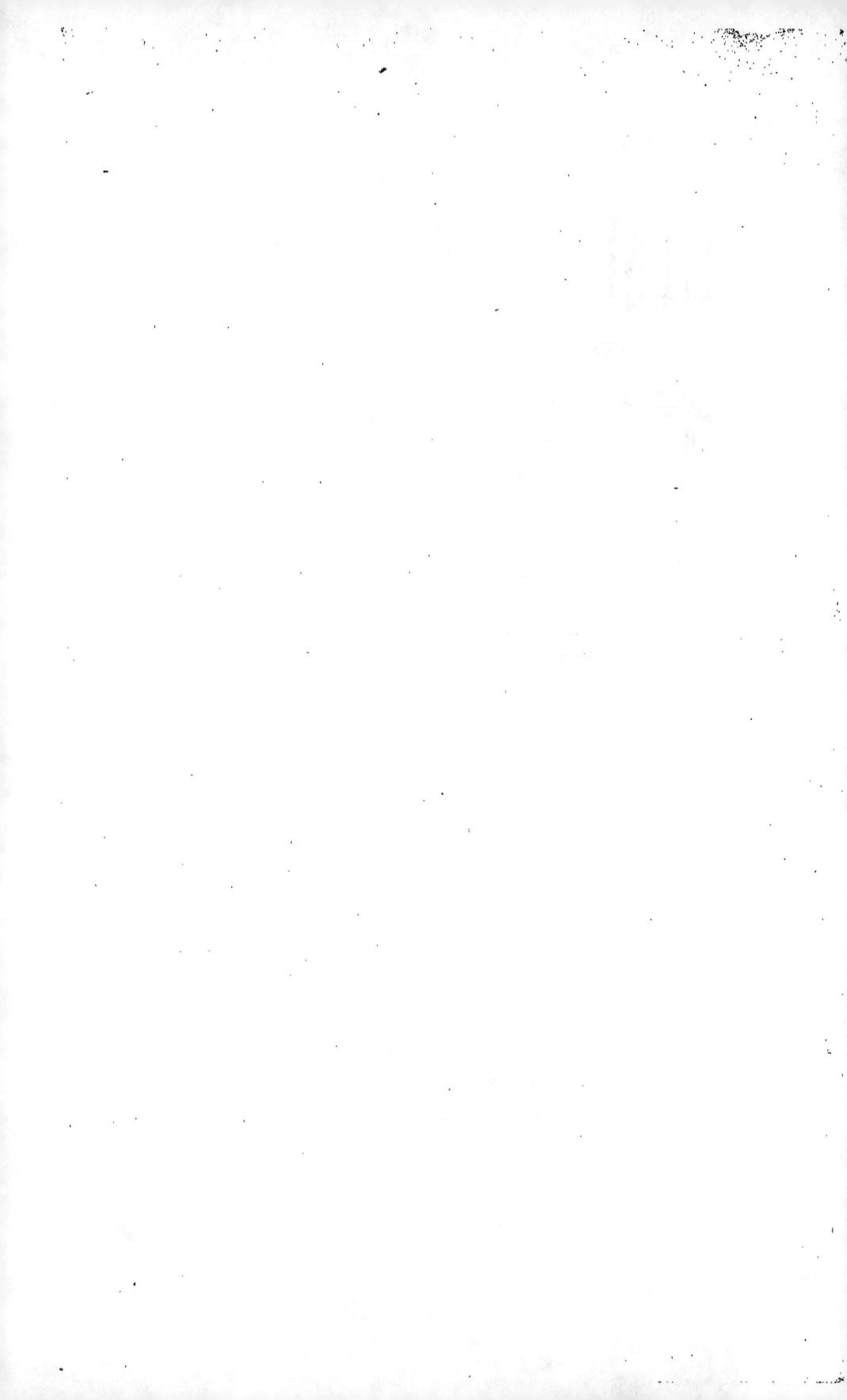

LE CLIMAT DE NICE

Serait-il vrai que Nice ne serait plus digne d'être la reine des stations hivernales ? Nice serait-elle déchue du premier rang ? Nice aurait-elle perdu son soleil resplendissant, son printemps perpétuel, son ciel d'azur, son air radieux ? Les gigantesques abris que la nature vigilante a placés devant elle pour la protéger, se seraient-ils affaissés lentement, la livrant sans défense à la fureur des aquilons déchaînés ?

Voilà ce que prétendent avoir découvert certains Christophe Colomb en chambre, ne s'apercevant pas qu'ils n'ont fait que découvrir le mobile de leurs subtilités intéressées.

Je me propose d'examiner la question. Fidèle à mon épigraphe, je dirai loyalement ce que je crois fermement la vérité. Et si quelque sceptique, né malin, venait me dire : « Vous êtes orfèvre », je lui répondrais : Vous l'avez dit. C'est une question d'orfèvrerie, et rien de plus : notre beau solitaire darde les mêmes rayons pour tous les points du littoral, et nous dispense à tous généreusement ses trésors de lumière et de chaleur.

Je tiens à bien préciser que, à l'encontre de ce qui a été fait contre Nice, ces modestes lignes sont tracées, non pas dans un esprit de détraction des autres points du littoral, mais de réparation à son égard, et cela au nom de la vérité et de la reconnaissance seulement et de plusieurs années de séjour.

Mais, bien loin d'admettre comme fondées les critiques qu'on a dirigées contre Nice par rapport à d'autres stations, nous réclamerons simplement l'égalité de conditions climatériques pour certains cas ; pour d'autres nous prétendons hautement à la supériorité ; c'est ce que démontrera la teneur de ce petit travail, qui apparaîtra comme une déduction toute rationnelle de notre point de départ, qui est admis par tous les climatologistes, à savoir : la différence absolue des indications entre le climat marin et le climat non marin pour le séjour sur le littoral méditerranéen en général.

Je compte faire justice des arguments funambulesques et intéressés qu'on a échafaudés contre Nice. Alors que les médecins anglais et américains traversent préalablement la Manche et l'Atlantique pour établir leurs valétudinaires et juger par eux-mêmes, il est inouï que ces mythes aient pu prendre cours dans la capitale à dix-huit heures de Nice ; car il faut bien se l'avouer, comme nous le répètent tous les jours les étrangers, nous ne connaissons pas notre pays.

Alors que Nice, débordee par un succès progressif qui tient de la féerie, prend une extension considérable, alors qu'elle est devenue le rendez-vous général de tous les valétudinaires cosmopolites, n'est-il pas inouï de la voir fuir *par nos nationaux*, alléguant des craintes chimériques que l'étranger ne peut entendre sans sourire ? Et, parmi ses résidents fidèles, combien il y en a qui ont vu par eux-mêmes et les apprécient maintenant à leur juste valeur ? Je dirai donc à tous : Prenez la carte (ce que nous allons faire) (1), lisez, relevez les cotes des montagnes, après quoi vous déciderez si Nice est

---

(1) Voir la carte. Cette carte, très lisible, qui contient toutes les citations du texte, n'est qu'un aperçu sommaire destiné à mettre en évidence : 1° le profil des montagnes qui protègent Nice de tous côtés ; 2° les principales cotes ; 3° la configuration sommaire, de Nice et surtout de la campagne.
Pour les détails, voir la carte d'état-major et le plan complet de Nice.

abritée ; mais ce qui est encore mieux : venez, voyez et jugez.

Cela est si vrai qu'il a suffi d'une cause incidente, absolument étrangère aux bienfaits du climat de Nice, pour contribuer au présent et dans l'avenir pour une forte part à lui rendre sa réputation climatologique, qui, il faut le reconnaître, avait été amoindrie par les critiques fantasmagoriques et intéressées dont elle a été l'objet. A notre avis, la présence du Casino Municipal, grâce à son administration intelligente et pleine d'activité et d'initiative (direction Tessier - Levis — Costa, directeur artistique), a constitué un puissant centre d'attraction pour les hivernants, non pas qu'en pareille matière ils aient entendu sacrifier l'utile à l'agréable, mais simplement les réunir. Venus avec défiance, la plupart du temps ils n'ont pas tardé à reconnaître l'inanité des critiques dirigées contre Nice, et, attirés par curiosité, ils sont restés par conviction.

Et pouvait-il en être autrement ? était-il admissible que la vieille colonie phocéenne, qui, comme nous le verrons, a été la seule et unique station importante sous les Romains, pût déchoir de son rang ? Non, la vérité et le bon sens triomphent toujours, quelle que soit l'épaisseur du boisseau. Il sera permis toutefois de constater que la municipalité, soucieuse des intérêts de Nice, nous le reconnaissons, au lieu de seconder la presse locale en recourant à la publicité comme ses rivales, aurait mieux à faire que de répondre par le silence et le dédain à des attaques futiles, sans doute, pour celui qui peut les juger sur place, mais pouvant très bien en imposer à ceux qui sont au loin.

Et maintenant voyons quel est, d'après nous, le caractère dominant du climat de Nice.

Après toutes les savantes et consciencieuses monographies qui ont été publiées sur Nice et son climat, particulièrement l'étude si remarquable du Dr Macario, il pourra paraître téméraire que nous voulions y ajouter quelque chose ; mais il me semble qu'on n'a point suffisamment insisté sur le côté qui prime la question : je veux parler de la possibilité et de la facilité exceptionnelles qu'ont les malades de s'installer loin de la mer, dans des cas déterminés. Car, il ne faut pas s'y tromper, s'il est incontestable que les climats méditerranéens doivent en partie leurs influences bienfaisantes à la proximité relative de la mer, par suite des éléments salins que le brisement des vagues projette sans cesse dans l'atmosphère, il faut bien se pénétrer de cette idée que son voisinage immédiat et constant a des conséquences pernicieuses, quelquefois déplorables, dans un grand nombre de cas, par suite de son action excitante.

Quelle est la cause de cette excitation ? On l'a attribuée à la présence de l'ozone. Rien n'est moins prouvé : les recherches de Teysseire ont démontré qu'il n'était pas plus abondant sur les bords de la mer que loin du rivage. Cette action excitante est un fait tenant certainement à des causes multiples.

Pour tous ceux qui ont pratiqué le littoral, cette distinction entre le climat marin proprement dit et le climat non marin est banale ; mais elle n'est pas suffisamment prise en considération par ceux qui ne la connaissent pas.

Le voisinage de la mer est indiqué dans tous les cas où il y a torpidité, atonie générale, lymphatisme.

L'éloignement s'impose dans tous les autres cas, où il y a excitation fébrile, nervosisme exagéré, fièvre. Ce serait s'exposer à de durs mécomptes et même à des dangers que de négliger cette indication. L'excitation produite par le voisinage continuel de lo mer est telle qu'elle a souvent pour résultat de ramener à l'état aigu des affections pulmonaires assoupies, avec tout le cortège des accidents qui en sont la conséquence : insomnie, fièvre, oppression, hémoptysie, etc.

Ce sont les déboires habituels, chaque année, à un grand nombre de malades qui, séduits par la beauté et la nouveauté du spectacle, sans aucun avis s'empressent d'aller s'installer inconsidérément sur les bords de la mer, à l'encontre des indications que présente leur affection.

Dans ces cas-là, j'ai eu plusienrs fois l'occasion de faire cesser subitement tous les accidents aigus, en particulier l'hémoptysie, par un simple changement de domicile. Souvent tout se borne à de simples accidents quand on y met bon ordre. Mais que de phtisiques, même légèrement fébricitants, venus dans le Midi pour parachever une guérison, viennent inconsciemment, en quelques jours, livrer leur tissu pulmonaire, encore intact jusqu'alors et préservé par la vigilance du médecin de leur pays, à une combustion dont les effets sont à jamais irréparables ! Que d'espérances cruellement perdues ! Que de catastrophes, je ne dis pas seulement précipitées, mais véritablement provoquées ! Que de suicides involontaires !

Il faut qu'on le sache bien, le climat méditerranéen, pour le valétudinaire, est un véritable médicament que l'on administre progressivement, suivant la réceptivité individuelle, et dont les effets varient suivant les doses. Autre chose, dans les cas précités, est de venir passer une heure ou deux heures par jour sur les bords de la mer, respi-

rer l'air marin à dose salutaire et en obtenir
une excitation bienfaisante. Autre chose est d'y
résider continuellement, l'absorber à dose toxique
et en retirer des effets incendiaires. A mon avis,
tout est là.

Lorsqu'il y a indication du climat marin, à
l'encontre de beaucoup d'autres, nous déclinons
franchement toute prétention à la supériorité sur
les autres points du littoral. Nous ne désirons
nullement être la maison qui n'est point au coin
du quai. Les conditions sont les mêmes pour tous,
il y a égalité sur toute la ligne.

Quelques points du littoral, comme la Condamine,
présentent la précieuse ressource des bains de mer,
avec plage, qui, comme on le sait, dès le printemps
constituent un adjuvant puissant de la cure climatologique, dans un grand nombre de cas.

S'agit-il, au contraire, du climat *non marin*, nous
revendiquons bien haut pour Nice les avantages
inhérents à son heureuse et exceptionnelle configuration topographique. C'est ce que je m'efforcerai
de démontrer, après quoi j'examinerai les différents
griefs qu'on a accumulés contre cette station. Je
prouverai qu'il suffit de jeter les yeux sur une
carte du littoral pour en démontrer l'inanité, et
par cet examen j'espère, au nom de la vérité,
communiquer la conviction qui m'anime à tous
ceux qui voudront examiner la question sans pré-
ventions, en dehors de toute question de clocher.

Il est équitable de dire que d'autres points du
littoral sont dans les mêmes conditions pour le climat
non marin, mais alors la mer manque; en matière
de climatologie comme en tout, il ne faut ni trop
ni trop peu.

Le bassin de Nice, situé à 43° de latitude Nord et

4° 56″ de longitude Est du méridien de Paris, est un croissant dont les deux pointes sont : la pointe de Carras, à l'Ouest ; le cap Ferrat, à l'Est.

La convexité est formée par une triple chaîne de montagnes courant de l'Ouest à l'Est, sans interruption, que la nature, dans son admirable prévoyance, a placées là comme des gardiens vigilants pour la préserver des durs et sombres frimas. La convexité est formée par le rivage connu sous le nom de Baie des Anges, la bien nommée.

C'est au fond de ce golfe que s'étend mollement Nice la Belle, couronnée de fleurs, adossée aux parois du cirque naturel de montagnes qui l'enserrent et la protègent de tous côtés.

Outre cette barrière naturelle, Nice est enserrée de plus par une multitude de contreforts de collines' qui s'en détachent, courant parallèlement aux premières, s'enchevêtrent, se contournent et forment le premier rideau protecteur. Elles n'ont point les cimes majestueuses de leurs grandes sœurs, mais elles concourent admirablement à l'œuvre de préservation dont elles sont chargées. C'est contre elles que viendront se briser, impuissants, les durs aquilons qui auraient franchi furtivement les gorges des premières barrières.

Toutes ces collines à interceptions longitudinales et transversales forment autant de petits bassins, de gorges, de vallées entrecoupées, disposées en gradins dans le majestueux amphithéâtre de la nature, et vont. en s'abaissant en pente douce, jusqu'à la mer.

Examinons sommairement la composition de cette triple ceinture. La première ligne est formée, comme nous venons de le voir, par une succession de chaînons, parmi lesquels nous relevons :

De l'Est à l'Ouest : le Mont Gros, 372 mètres ; le Mont Pacanille, 577 mètres.

Puis de l'Ouest au Nord : le Fabron, le Bellet, le Magnan, le col de Bast, le château Renard, variant de 600 à 300 mètres.

Du Nord à l'Est : le Mont Chauve, le Gairaut, le col de Revel, le Mont Gros, le Mont Vinaigrier, variant de 870 à 300 mètres.

En deuxième ligne, nous trouvons, au Nord-Ouest : le Mont Chauve, 870 mètres ; Raoul-du-Jeannet, 983 mètres; le chaineau du Castel, 884 mètres ; le Mont Carras, 942 mètres.

En troisième ligne, ce ne sont ni plus ni moins que les Alpes-Maritimes, avec leurs sommets majestueux qui se terminent dans cette région après avoir contourné complètement le bassin de Nice.

Citons : le Ferrion, 1,400 mètres; Mille-Fourches, 2,000 mètres; le Chairon, de 1,500 à 1,700 mètres.

La première ceinture de Nice est de 4 à 6 kilomètres de la mer.

La seconde, représentée par le Mont Chauve, au Nord-Ouest, comme point de départ, est à 12 kilomètres.

Nice peut donner libre essor à sa prospérité et élargir sa ceinture en s'éloignant du littoral. Primitivement resserrée entre la rive gauche du Paillon et la mer, débordée par le succès, elle s'est étendue sur sa rive droite et n'a pas tardé à atteindre sa première barrière. C'est dans ces limites que se trouvent compris l'agglomération urbaine et tous ses faubourgs, qui sont d'admirables sanatoriums, présentant, chacun, leurs particularités et leurs différentes indications.

Ces climats ont une action différente, inhérente à chacun d'eux. La note excitante caractérise le bord

immédiat de la mer ; c'est le *climat tonique, excitant*.
L'alliance de ces deux éléments est précieuse dans
certains cas.

Pour la ville et la campagne de Nice, l'action
excitante disparaît : c'est le *climat tonique*.

Enfin, pour certains points déclives situés à l'Ouest,
c'est le *climat tonique sédatif*.

.Examinons sommairement les points qui s'y rap-
portent :

Carabacel. A tout seigneur, tout honneur. Certes,
je n'ai pas l'intention d'amoindrir ce point admirablement abrité, admirablement situé ; mais il faut
avouer qu'on en abuse un peu et qu'il passe à l'état
de rengaine pour tous ceux qui connaissent Nice
autrement que par un ouï-dire. Pour les autres, c'est
le *nec plus ultra*. Mon avis est que nous avons
aussi bien, sinon mieux.

Que dire en effet de Cimiez, l'antique Cimiez, le
Cimiez des Romains, qui se connaissaient en climatologie ?

C'est là que fut envoyée, pour se guérir, la fameuse
impératrice Poppée, femme de Néron, et plus tard
l'impératrice Salonine.

On y trouve des vestiges de toutes les riches fa-
milles patriciennes qui y avaient leur résidence : les
Manlius, Julius, Valerius, Servilius, Verus, Cas-
sius, etc.

Cimiez était une ville de 25,000 âmes, détruite par
Alboin en 574 ; on y visite aujourd'hui les ruines
d'un cirque gigantesque pouvant contenir à lui seul
8,000 spectateurs.

Les fouilles pratiquées ont mis à découvert des
vestiges de galeries grandioses, de palais en marbre,
qui attestent la prospérité de cette station hivernale.

Cimiez, situé de 3 à 4 kilomètres de la mer, forme

des plis de terrain qui, pendant l'hiver, constituent de véritables serres chaudes.

Exposé au Midi, ce site est protégé contre les vents du Nord, du Nord-Est et du Nord-Ouest.

De nos jours, comme pour les Romains, c'est la meilleure position pour les valétudinaires.

Sur cette colline, pas de vent, bien entendu, pas même une douce brise; c'est en réalité une étuve à chaleur douce et constante. La température y est sensiblement plus élevée que sur d'autres points.

Ce site privilégié doit constituer, à notre avis, la vraie station de Nice. Là, sur ce coteau ensoleillé, le long de ces larges avenues inondées de lumière et de douce chaleur, s'édifient de gracieuses villas qui forment le jardin de Nice. Cimiez l'antique, à n'en pas douter, renaîtra de ses cendres et retrouvera son ancienne splendeur ; *multa renascentur quæ jam ceciderunt.*

Au delà de Cimiez, à 4 kilomètres de la mer, Cimiez-Brancolar, lui faisant suite et jouissant de la même exposition: sorte de cirque naturel, entouré de toutes parts par des collines préservatrices s'élevant en amphithéâtre.

Le mistral ne peut y pénétrer et vient s'y briser contre les montagnes voisines, en dernière ligne, contre celles du Bellet et du Pessicart.

En contournant à l'Ouest :

Saint-Barthélemy, adossé au Gairaul, à 4 kilomètres de la mer.

Puis *Saint-Etienne,* à 2 kilomètres, véritable plaine d'orangers; une seule villa en compte 20,000. Son climat, légèrement humide et sédatif, est précieux dans certains cas.

Puis, en se rapprochant de la mer, *Saint-Philippe,* climat mixte.

Comme *climat marin* : Mont-Boron, la route de Villefranche, le Port, les Ponchettes, le quai du Midi, la promenade des Anglais, les Baumettes, le vallon de Magnan, Sainte-Hélène, le Var.

A l'Ouest, la première chaîne se compose, il est vrai, de mamelons moins élevés qu'à l'Est ; mais immédiatement se trouve derrière le rempart de la deuxième et de la troisième ligne, qui constitue un rideau protecteur complet.

La conclusion capitale de cet exposé sommaire est que, pour tout malade se rendant à Nice, le choix de l'installation ne devra jamais être laissé au hasard, et que non seulement la zone mais le quartier sera déterminé par son médecin, suivant l'indication particulière à chacun ; sinon il se produit ce qu'on voit tous les jours : les phtisiques fébriles s'installer sur les bords de la mer lorsqu'ils devraient s'en éloigner, et les torpides s'en éloigner alors qu'ils devraient s'en rapprocher. En outre, pour tout valétudinaire, il y a à suivre certaines prescriptions hyiéniques ou autres préventives, qui ont une grande importance, leur non-observation entraînant journellement des déboires et quelquefois des accidents pendant la période d'acclimatement, après laquelle se manifestent seulement les bienfaits du séjour.

Et maintenant voyons ce qu'on reproche à Nice.

Nice n'est pas abritée : nous venons de le voir, la carte répond pour nous.

Pour d'autres, Nice est trop abritée, et son climat est trop excitant ; oui... mais de la jalousie de ses rivales.

Le vent est renversant : ce qui l'est beaucoup, ce sont les arguments qu'on a apportés pour le prouver.

Est-ce à dire qu'il n'y ait pas de vent à Nice ? Oui, il y en a, et nous ajoutons : heureusement pour la salubrité.

Pas de vent du Nord, le terrible mistral n'y a pas ses entrées.

Très peu de vent en hiver, quelquefois au printemps, à l'époque des chaleurs : ce sont des vents chauds du Sud et du Sud-Ouest.

Mais quand il y a du vent à Nice, *il y en a sur tout le littoral, je l'affirme,* j'en ai fait maintes fois l'expérience en me transportant sur plusieurs points différents.

Cela résulte d'une véritable enquête que j'ai faite à ce sujet au moyen de télégrammes adressés simultanément pour des positions différentes à des personnes désintéressées.

Pour juger par comparaison, il va sans dire qu'il sera tout simplement équitable de ne comparer que des points situés dans des conditions topographiques identiques. Il est certain que la promenade des Anglais sera moins tranquille que les gorges de Cimiez, Brancolar et même Carabacel.

Cela soit dit pour les critiques en chambre, auxquels nous conseillons de pousser leurs excursions jusqu'à ces confins éloignés, le cas échéant.

La température est à peu près la même sur tous les points du littoral. Voici celle de Nice, au lever du soleil et au coucher, prise au Nord à 20 mètres au-dessus de la mer, à l'ombre :

Moyenne de 20 années :

Hiver, 10° à 12° ; printemps, 14° à 16° ; été, 23° ; automne, 16°.

Baromètre. — Moyenne :

Hiver, 0,761 ; printemps, 0,760 ; été, 0,761 ; automne, 0,761.

Hygromètre. — 60°7 hygromètre de Saussure.

Notons en même temps que, grâce au voisinage de la mer, la température n'est pas très élevée en été, ainsi que l'ont établi les observations du docteur Scoffier, médecin en chef de l'Hôpital civil.

Certains Guides portent que la température de Nice est de 1/2 degré inférieure à d'autres stations. Il faut avouer qu'il y a des thermomètres bien peu complaisants !

Nice, dit-on, n'a plus de soleil.

Il serait puéril de nier que dans l'agglomération urbaine, pour satisfaire aux besoins de la spéculation et tirer tout le parti possible des emplacements à bâtir, on a construit des maisons trop élevées. Hâtons-nous de le dire, c'est absolument l'exception.

Tous les boulevards, toutes les avenues, ont une largeur déterminée par la municipalité, au milieu desquels le soleil circule librement, inondant les jardins de ses rayons perpétuels. Il suffit de citer les magnifiques boulevards Longchamp, Dubouchage, Carabacel, les avenues Beaulieu, Delphine, de la Paix, etc., occupant plusieurs kilomètres, et cela en pleine ville, et tous bordés de jardins.

Il y a, du reste, deux choses bien distinctes à Nice : la ville même et la *campagne*, qui est admirable. Au point de vue qui nous occupe, sans crainte d'être paradoxal, cette tendance, bien exagérée du reste par la critique, tourne à l'avantage de Nice, les valétudinaires allant fixer leur résidence dans ces faubourgs, qui sont de véritables sanatoriums, immédiatement abrités et éloignés de la mer, comme je le disais plus haut, au milieu d'une végétation luxuriante, en communication avec le centre de la ville, avec tous ses avantages et aucun de ses inconvénients.

Mais si jamais la municipalité laissait envahir cette banlieue, si radieuse et si ensoleillée, par de hautes maisons et des rues étroites, ce jour-là sonnerait le glas de Nice station hivernale. Elle saura, nous n'en doutons pas, prévenir une si fatale destinée : la campagne de Nice doit rester à jamais une cité de villas et de jardins.

Nice, dit-on, est ville de plaisir. Sans adopter la manière de voir bien connue de Zola, il est permis de se demander si l'ennui et la nostalgie, qui engendrent la tristesse et l'hypocondrie, ne sont pas plus pernicieux que la distraction et les plaisirs modérés, car ici chacun en prend ce qu'il en veut, et peut les doser en quelque sorte. « *Omne tulit punctum qui miscuit utile dulci* », a dit le Sage; c'est absolument vrai pour Nice et le sera toujours.

Il n'y a point à Nice que les plaisirs mondains; ceux de l'intelligence y sont en grand honneur. Il suffit de citer l'admirable institution des cours de l'Athénée, à laquelle préside si heureusement notre collègue le docteur Maurin.

Nice est ville de ressource à tous égards. Outre l'installation des bains de mer, il faut citer le Hammam, de notre collègue le docteur Bonal, parfaitement aménagé et constituant un adjuvant précieux dans certains cas.

Nice, dit-on, est grande ville. Oui : et c'est là son immense avantage. Chacun peut y vivre selon ses goûts et ses ressources. Nulle part ailleurs, sur le littoral, contrairement aux préjugés en cours, les conditions matérielles de la vie ne sont plus modérées.

Nice, à ce point de vue, est grande ville, et en a tous les avantages.

Le chapitre des excursions à Nice est important

et constitue non seulement une distraction précieuse, mais un auxiliaire puissant de la cure du climat. Citons-les pour mémoire : le Mont-Boron, le Mont-Alban, le Cap Ferrat, Saint-Jean, Saint-Barthélemy, le Vallon Obscur, la Cascade de Gairaut ou de la Vésubie, ete., etc., dont on trouvera la description dans l'intéressant *Guide Bleu* de Nice, qui doit être le *Vade mecum* indispensable de tout étranger arrivant à Nice.

L'archéologie et l'art à Nice et sur le littoral sont représentés par la cathédrale de Nice, l'église Saint-François-de-Paule, les ruines de Cimiez, de nombreuses inscriptions romaines.

L'art moderne à créé l'église Notre-Dame, le Théâtre Municipal, le Casino Municipal, la cathédrale de Monaco, édifiée par Monseigneur Theuriet, l'éminent évêque de la principauté, l'Observatoire du Mont-Gros, dû à la magnificence de M. Bischoffseim, ex-député des Alpes-Maritimes.

Les lettres et les sciences ont pour organes la Société des sciences et lettres, la Société des sciences naturelles et historiques, l'Association polytechnique, la Société de médecine, sans compter les nombreuses réunions scientifiques dues à l'initiative privée.

Nous résumons et nous concluons :

CONCLUSIONS

1° Nice présente la ressource de tous les climats, qu'on peut classer en trois points : *tonique excitant* pour les bords de la mer, *tonique* pour la ville et la

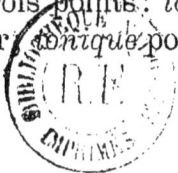

campagne de Nice ; *tonique sédatif* pour certains points déclives.

2° Tout valétudinaire venant à Nice doit faire déterminer préalablement, par le médecin de son choix, non seulement la zone d'habitation, mais encore le quartier répondant à l'indication de son état particulier.

3° Le climat marin est indiqué dans les cas de *lymphatisme, torpidité, atonie générale,* etc. En pareille circonstance, Nice se trouve dans des conditions absolument identiques à celles de tous les points du littoral.

4° Pour les climats méditerranéens, l'indication de résider loin de la mer est capitale et domine toutes les autres dans les cas d'*excitation générale* (*nervosisme exagéré, affections pulmonaires fébriles*); l'inobservation de cette règle provoque des accidents graves dans certaines circonstances.

5° Pour le climat *non marin,* il y a à distinguer *entre la ville et la campagne.*

Nice offre le précieux avantage de n'être pas, comme d'autres stations, *étranglée entre la mer et la montagne,* et présente la ressource de ce climat dans des conditions *absolument exceptionnelles,* inhérentes à l'heureuse disposition de ses abris naturels.

La première chaîne, à 4 ou 5 kilomètres du littoral, enserre immédiatement les quartiers de Carabacel, Cimiez, Brancolar, Saint-Barthélemy, Le Roc, etc.

La deuxième chaîne, 12 kilomètres, part du Mont Chauve.

La troisième est représentée par les Alpes-Maritimes, qui se terminent après avoir contourné et protégé complètement le bassin de Nice.

6° Nice, abritée contre les vents du Nord, de l'Ouest et de l'Est par cette triple enceinte, est ouverte au vent du Sud au même titre que tout le littoral.

En outre, Nice possède en pleine ville *plusieurs kilomètres* de boulevards ou avenues bordés de jardins exposés en plein Midi et convenant aux installations des valétudinaires.

Nous terminons ici cette modeste mais sincère et impartiale étude. Nous avons dit ce que nous croyons fermement être la vérité.

Pour tout le reste, nous le répétons, et vous pouvez m'en croire, — *question de réclame.*

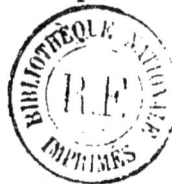

NICE — IMPRIMERIE V.-EUG. GAUTHIER & C° — NICE

242

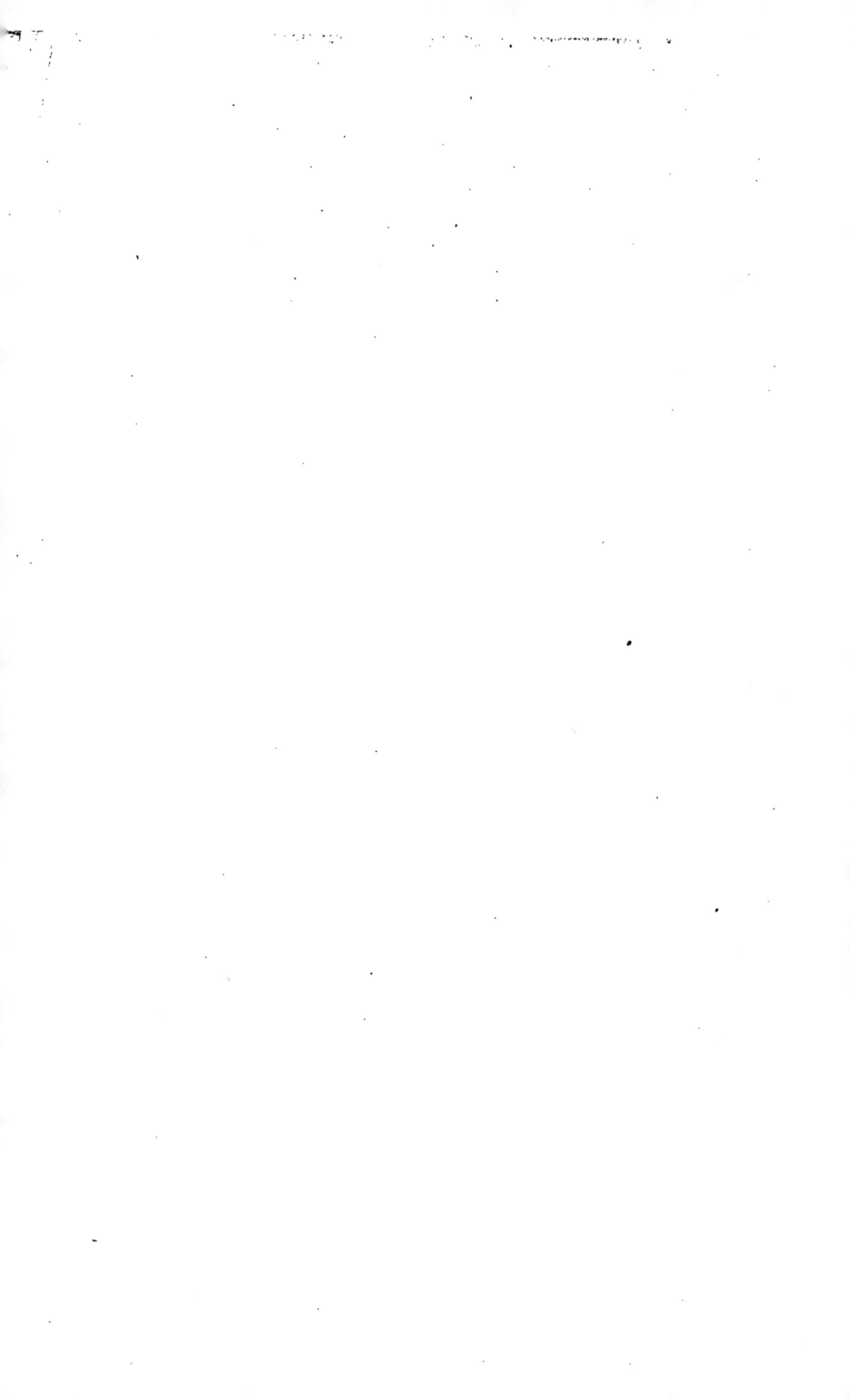

www.ingramcontent.com/pod-product-compliance
Lightning Source LLC
Chambersburg PA
CBHW060507200326
41520CB00017B/4942